AF313525

L'auteur fait hommage de cet
exemplaire, au professeur illustre
qui a enrichi l'art de guerir d'ouvrage
précieux, au savant et respectable
appui de la phylosophie chimique
et médicale, à monsieur de
fourcroy, membre de l'institut
etc. etc.

CONSIDÉRATIONS

SUR

L'ANATOMIE PHYSIOLOGIQUE,

EXTRAITES d'un ouvrage qui paraîtra incessamment, ayant pour titre : *Aperçu sur les rapports des sciences physiques et philosophiques avec la Médecine.*

PAR P. BOIROT DESSERVIERS,

Docteur en Médecine de l'École de Montpellier, membre de l'Athénée médical ; membre correspondant de la Société Médicale, et de la Société de Médecine-pratique de la même ville ; de la Société Médicale d'Émulation de Bordeaux ; de la Société des Sciences, Arts, Belles-Lettres et Agriculture d'Agen ; de la Société de Médecine du Gard, etc. etc.

Puto Medicum debere haberi pro nullo si anatomiam ignorat. WILLIS.

A MONTPELLIER,

De l'Imprimerie d'AUGUSTE RICARD, Place des Capucins, Maison d'Alco, N.o 195.

1805.

AUX MANES

DE J. RAYMOND DRAPARNAUD,

Docteur en Médecine ; Conservateur et Professeur d'histoire naturelle à l'École de Médecine de Montpellier ; Professeur d'Histoire naturelle à l'École Centrale de l'Hérault ; membre de la Société des Sciences et Belles-Lettres de Montpellier, et de la Société de Médecine - pratique de la même ville ; Secrétaire de la Société d'Agriculture de l'Hérault , et Correspondant de plusieurs autres Sociétés nationales et étrangères.

DRAPARNAUD ! *ó mon maître et mon meilleur ami! le jour où la faux du temps, par un arrêt inévitable, trancha le fil de ta vie au printemps de tes ans, fut un jour de deuil pour la littérature , la physique, l'histoire naturelle, la philosophie et la Médecine ;*

oui ce jour fatal fit le désespoir de l'amour conjugal et de l'amitié, qui versèrent des torrens de larmes sur tes restes inanimés qu'ils auraient voulu pouvoir disputer aux tombeaux ; mais ne crois pas que ta mort ait enseveli ta mémoire, (1) ton nom occupe un rang distingué dans son temple : tes leçons et tes principes philantropiques sont gravés en traits de feu dans mon cœur : je voudrais pouvoir te suivre jusque dans les plus petits détails de ta vie; mais des plumes (2) plus

---

(1) Sa Majesté l'Impératrice, auguste protectrice des sciences et des arts, vient de mettre le sceau à ta gloire par l'accueil flatteur et distingué qu'elle a fait à ton savant traité des molusques terrestres et fluviatiles de la France.

(2) *Voyez* la notice sur la vie et les ouvrages de Draparnaud, par M. Poitevin, lue à l'Académie des Sciences de Montpellier, le 12 floréal an 12, et imprimée dans le recueil des bulletins de cette Société.

Éloge de Draparnaud, prononcé à la séance publique de la Société de Médecine-pratique de Montpellier, *éloquentes que la mienne, chargées d'exprimer les regrets communs et de consoler tes manes par un juste hommage, ont su mesurer par la pensée la distance où tu t'étais placé : puisses-tu entendre ma voix au sein des tombeaux que tu habites ! Accueillir d'un œil favorable la dédicace de ce faible Essai, et oublier pour quelques instans les malheurs que répandirent sur ton existence la haine, l'injustice, les préjugés et la jalouse ignorance ! Enfin puisses-tu sentir encore quelque plaisir, en voyant de combien de respect, de reconnaissance et d'amour, ton élève et ton ami entoure ton image ! ! !*

P. BOIROT DESSERVIERS.

---

le 15 floréal an 12, par le célèbre professur Baumes, secrétaire perpétuel de la même Société.

Notice sur Draparnaud, par M. Phelip, secrétaire de la Société de Médecine du Gard.

AVANT-PROPOS.

En publiant cet Opuscule, je n'ai pas
la folle prétention de vouloir donner des
faits nouveaux : mon but est de faire
sentir les avantages de l'anatomie et de
la physiologie, comme devant être les
bases des études médicales : j'ai eu dans
mon travail de nombreuses difficultés,
il était au-dessus de mes forces aussi ai-
je donné peut-être dans quelques erreurs.
Mais s'il est utile, je n'aurai pas
perdu mon temps, et j'aurai rempli
mes vues en contribuant au perfectionnement de l'étude de l'homme;
au reste quelles que soient mes intentions,
j'écris, je dois m'attendre à la censure, et

je dis sérieusement à mon petit livre ce
qu'Horace disait au sien en plaisantant :

. . . . *Fuge quo descendere gestis.*
Non erit emisso reditus tibi. Quid miser egi ?
Quid volui? Dices; ubi quis te læserit. Et scis
In breve te cogi, cum plenus languet amator

Ridebit monitor non exauditus : ut ille
Qui malè parentem in rupes protusit asellum
Iratus. . . . .

Epist. ad librum suum.

ANATOMIE

PHYSIOLOGIQUE.

Inest in explicatione naturæ, insatiabilis,
quædam è cognoscendis rebus voluptas. . . .
Cicero , de finibus , lib. IV , Cap. V.

Les élémens des études médicales sont l'anatomie et la physiologie. Les travaux de l'une sont immédiatement enchaînés aux recherches de l'autre ; la connaissance de l'effet ne peut se séparer de celle de l'agent qui le produit : les ouvrages de Haller et de Bichat (1), à qui l'anatomie et la physiologie doivent leurs plus belles découvertes, sont écrits d'après ces principes : rendons hom-

------

(1) Ce mode est aussi celui de Sommering , voy. son traité de la structure du corps humain : Cuvier et Duméril ont suivi la même marche.

mage à leur mémoire, en suivant la route qu'ils ont tracée. . . .

L'anatomie physiologique doit donc éclairer les premiers pas du médecin. Avant de vouloir ramener la nature égarée (1), il faut connaître la marche qu'elle suit, quand elle se livre avec harmonie à ses mouvemens, les organes qu'elle emploie pour leur exécution, les modifications qu'y produisent le jeu des passions et les progrès de la vie ; c'est elle qui démontre les leviers qui nous font mouvoir, les canaux où circulent nos fluides, les laboratoires où ces fluides élaborés deviennent susceptibles d'être assimilés aux diverses parties organiques : non-seulement elle nous fait connaître l'homme merveilleusement composé d'os, de muscles, de viscères, de vaisseaux de plusieurs ordres, de nerfs et de membranes, mais encore elle

____

(1) Éloge de Desault, par Marc-Antoine Petit, célèbre médecin à Lyon.

analyse la fibrine du sang, des viscères, des vaisseaux, des membranes, du tissu des os, etc.

Elle sert à l'histoire des sympathies produites par la communication des nerfs. Saurait-on guérir promptement le hoquet par l'application d'un vésicatoire au milieu du dos, si Monro n'avait pas connu les anastomoses des nerfs? Aurait-on des notions exactes sur les métastases, les déplacemens d'humeurs, sur l'action des remèdes et des poisons appliqués sur la peau, sans les découvertes des anatomistes modernes (1), sur la force absorbante des lymphatiques, sur leur vive irritabilité, sur leur système de circulation et sur leurs nombreux entrelacemens? Ferren a analysé le mécanisme de la voix à l'aide de l'anatomie. Girardy et Fontana expliquent les pleurs que versent

____

(1) Anatomie des vaisseaux absorbans, par Cruikshank, voy. aussi Mascagni, etc.

les hypocondriaques, et les phénomènes les plus frappans de la colique du Poitou par la liaison profonde des nerfs intercostaux, etc.

Enfin, elle sert à l'histoire de nos sensations, de nos passions et même de nos idées. Bichat (1) dont le génie saisissait avec tant de justesse les nuances les plus insensibles de l'organisation a observé que les vices de perception et de mémoire cadraient très-bien avec la force inégale des hémisphères du cerveau. Locke, Condillac, Bonnet et Barthez qui ont analysé avec autant de profondeur que de génie l'effet des sensations, croient qu'il ne peut exister d'idées sans l'intervention des sens, et que les notions les plus abstraites en dépendent (2).

Envain les poètes, les orateurs et les peintres s'attachent à célébrer les dehors de

____

(1) Traité de la vie et de la mort, pag. 28.

(2) On lira avec avantage les élémens d'Idéologie, par Destutt-Tracy.

l'homme ; leurs tableaux et leurs descrip-
tions peuvent bien exciter l'enthousiasme ,
mais ils ne nous font pas connaître l'homme.
Il faut avoir recours aux ruines de ce superbe
édifice, pour en avoir une idée précise :
pour connaître son dessein , son plan ,
sa structure , et pour contempler la char-
pente qui en fait la base invisible , il faut
diviser, déchirer ses contours gracieux, ses
formes élégantes , les muscles qui les sou-
tiennent , les vaisseaux qui leur portent le
fleuve de la vie , les nerfs qui leur donnent
la sensibilité, les viscères qui sont les foyers
qui en préparent les matériaux par leur
force assimilatrice. La main qui parcourt
ses surfaces, doit savoir distinguer, sans obscurité , les parties que cache l'enveloppe qui
nous les dérobe. Si elle s'arme d'un fer dou-
loureux, il faut qu'elle trace avec précision
la route qu'elle doit suivre pour être utile et
bienfaisante. Enfin, ce n'est qu'en s'exerçant
long-temps sur les débris de ce bel édifice

qu'on parvient à connaître et à expliquer ses lois.

Voilà sans doute ce qui a alarmé l'imagination de beaucoup d'hommes sensibles qui se seraient livrés à cette étude effrayante dès son premier abord : mais s'il est pénible de ne pouvoir étudier le secret de la vie que dans le livre de la mort , et de n'avoir constamment devant les yeux que les ravages de la douleur , l'image de la destruction et du trépas ; combien ne sont pas consolans les résultats de cette laborieuse étude ! L'attrait irrésistible qui nous porte à découvrir les principes de notre existence dans ses propres ruines, dissipe bientôt ces vains fantômes qui fascinent l'imagination et appaisent les combats de la sensibilité , pour ne laisser dans l'ame que le ravissement et l'extase. Celui qui s'applique à cette étude, trouve sans cesse un intérêt nouveau dans ses recherches , le cercle de ses idées s'aggrandit sans qu'il s'en aperçoive ;

et quel est celui en effet qui ne contemple pas avec émotion l'organe qui palpite en son sein, ou celui qui nourit sa pensée ?

Ce serait donc, je le répète, renoncer au résultat le plus utile et le plus flatteur, que de négliger la connaissance du corps humain : c'est se refuser à la plus douce des jouissances, mépriser un chef-d'œuvre de mécanisme (1), c'est en un mot rejeter la maxime par excellence : *Nosce te ipsum.*

La piété respectueuse qui plane sur les tombeaux, et la terreur superstitieuse qui semble défendre les cadavres, ont long-temps retardé les progrès de cette science, et même elle ne mérita ce nom qu'après les travaux d'Hippocrate. Aristote s'en occupa avec succès. Érasistrate, Érophile firent des découvertes nombreuses ; elle ne fit que déchoir et languir du temps de Galien : elle ne se releva que vers le XIV.e siècle, et la gloire

---

(1) Hauchecorne, anatomie philosophique.

en appartient à l'École de Montpellier, où elle fût restaurée par Guy de Chauliac.

Depuis cette époque, elle a fait des progrès étonnans, et si, de nos jours, elle semble toucher au point de perfection, elle le doit aux travaux des Winslouw, Haller, Cruiksank, Malpighi, Ruysch, Camper, Hunter, Monro, Vicq-d'Azyr, Mascagni, Sabatier, Scarpa, Sommering, Bichat, etc. etc,

L'anatomie physiologique est à la médecine ce que la géographie est à l'histoire, ou plutôt ce qu'est l'histoire naturelle pour l'univers : aussi est-il impossible d'être bon médecin sans être anatomiste.

Sans anatomie, point de physiologie : comment en effet décrire une fonction, si l'on ne connaît l'organe qui l'exécute ?

Sans anatomie, point de pathologie : on

ne peut juger des lésions d'un organe, si on ne connaît l'organe lui-même.

Sans anatomie physiologique, point de saine thérapeutique : comment prescrire et appliquer un remède, si l'on ne connaît ni l'organe affecté, ni la fonction troublée, ni la maladie qui en résulte?

« Ce n'est pas seulement pour connaître la structure du corps humain qu'on doit étudier l'anatomie, ni parce qu'elle conduit à la connaissance des usages de ses diverses parties, mais encore parce qu'elle répand sur la nature, les causes et le siége des maladies, des lumières sans lesquelles la médecine ne serait qu'un aveugle empirisme (1) ».

Je diviserai l'anatomie en quatre branches principales : si elle généralise l'histoire de

---

(1) Portal, anatomie médicale.

nos tissus primitifs, je l'appellerai *générale:*
descriptive, quand elle décrira nos organes
considérés isolément : *pathologique*, si elle
démontre la lésion des organes : et *comparée*,
si elle compare les divers êtres organisés
avec l'homme.

L'anatomie générale, ou des systèmes,
s'occupe des tissus simples qui composent
l'animal, elle indique le rapprochement de
leurs parties sous les rapports de formes,
d'organisation, de propriétés vitales et de
maladies : elle détermine par des caractères
précis, tirés de leurs propriétés physiques
et chimiques, la nature et les différences de
chacun d'eux. Elle fait voir de quelle manière,
dans quelle proportion et dans quel nombre
ils se réunissent pour former les organes.
Bichat compare l'étude de l'anatomie générale, à celle à laquelle se livrerait un
architecte, qui, avant de construire une
maison, cherche à connaître en détail tous
les matériaux isolés qu'il a à employer ;

c'est celle du chimiste, qui, avant de connaître les différens corps composés, examine isolément les élémens qui les constituent ; qui, avant de chercher, par exemple, les propriétés des sels neutres, veut connaître leurs radicaux : *l'anatomie générale* de Bichat est une vraie anatomie médicale : aussi c'est la première que doit étudier celui qui se destine à l'art de guérir, parce qu'elle met sous ses yeux les élémens organiques, qui nous constituent.

L'anatomie descriptive (1) examine les organes tels que la nature les présente, leurs formes extérieures, leur position, leur grandeur, leur direction, leur structure et leurs diverses modifications.

La connaissance exacte de tout ce qui est physique dans nos organes, étudiés non-seulement isolés, mais encore dans leurs

---

(1) Bichat, anatomie descriptive.

connexions , est sur-tout indispensablement nécessaire au chirurgien : c'est le seul fil qui puisse le diriger dans le dédale de nous-mêmes.

L'anatomie pathologique (1) a pour but l'étude des altérations diverses que peuvent subir les organes ; plusieurs avantages réels pour l'art de guérir doivent dériver de cette étude. Quoiqu'elle ne conduise pas à la connaissance de l'action qui produit ces alté-

---

(1) Baillie, anatomie pathologique, traduite de l'anglais, par Ferra. *Journal de méd. rédigé par M. Corvisart, inéd. du Gouvern. , tom. VII.*

Voyez du Puytren , recherches d'anatomie pathologique , bulletin de l'École de médecine de Paris , première année , n.º **2** , an 13.

On lira aussi avec avantage les ouvrages de Bartholin , Bonnet , Manget, et sur-tout Morgagni, Lieutaud et Portal.

rations, elle est du moins la seule route qui puisse conduire à la vérité, et dissiper l'obscurité qui enveloppe la théorie de beaucoup de maladies : elle apprend à distinguer plusieurs altérations de texture qu'on avait confondues entre elles à cause de leur ressemblance.

Elle sert à expliquer les changemens or-ganiques qui arrivent lentement comme principes et comme suite dans les maladies chroniques, et toutes les lésions que peuvent éprouver nos corps à quelque époque qu'on examine leurs maladies : excepté, dit Bichat, quelques espèces de fièvres ou affections ner-veuses, tout est en pathologie du ressort de cette science.

Il est très-essentiel dans les maladies d'unir à la rigoureuse observation l'examen des modifications ou altérations qu'éprouvent nos organes ; en effet, comme je l'ai déjà dit, qu'est ce que l'observation, si on ignore le siége du mal ? C'est envain que pendant un long espace de temps, on prendra des notes au lit des malades sur les affections du cœur, des poumons, des viscères gastriques, etc. tout ne sera que confusion dans les symptômes, qui, ne se ralliant point, offriront nécessairement une suite de phénomènes incohérans.

Enfin, l'anatomie pathologique concourt au perfectionnement du diagnostic des maladies, et ne contribue pas peu à détruire les faux systèmes qui ont tant obscurci et entravé les progrès de la médecine.

L'étude des animaux peut être d'un puissant intérêt pour l'art médical : leur économie tient effectivement à celle du système humain : mus par des besoins et des organes plus ou moins analogues, doués de la faculté de percevoir, agités par des affections de tout genre (1), ils rivalisent notre prévoyance et surpassent quelquefois notre industrie par la lumière inaltérable de leur instinct.

Pour avoir une connaissance parfaite de l'homme, il faut l'étudier chez l'animal où sa forme est la mieux prononcée, et le suivre dans l'étude de tous les autres animaux ; rien n'est donc plus important que de le comparer à tout ce qui lui ressemble : les faits que présente son histoire, pris isolément, resteraient stériles ; liés au contraire à ceux que procure l'observation des corps naturels, ils fructifient et créent en quelque sorte des faits nouveaux.

L'anatomie comparée, qui est une étude des plus piquantes, n'est que le rappro-

---

(1) Voy. Alibert, discours sur les rapports en médecine, tom. II, des mém. de la société d'émulation de Paris.

chement continuel de la manière d'exister d'un animal avec celle de l'homme : ces divers rapprochemens procurent à celui qui s'en occupe des sensations délicieuses, il trouve dans ses recherches des résultats toujours importans, qui, dérivant de la connaissance physique de son individu, seront pour lui une source féconde où il puisera une foule d'observations et de préceptes qui tendent tous au perfectionnement de son espèce ; d'ailleurs sa curiosité serait-elle aussi vivement irritée, si nous n'étions la base de toutes les mesures, l'échelle de toutes les divisions, le modèle de toutes les proportions et le type de toutes les forces vivantes de la nature ?

L'anatomie comparée qui est la base de la médecine vétérinaire, doit donc servir de flambeau à l'anatomie humaine : cette branche de la physique a été abandonnée pendant un long espace de temps ; cependant elle fût cultivée avec soin par les anciens.

Hippocrate, Galien et Pline ne négligèrent pas d'établir ses rapports, pour éclairer la médecine humaine. Aristote (1) gravissait les rochers, franchissait les déserts, s'enfonçait dans l'épaisseur des forêts et pénétrait dans les cavernes les plus obscures, pour y surprendre les animaux, y étudier leurs mœurs, leurs habitudes : et le scalpel à la main, il analysoit leurs organes, recherchait les propriétés physiques, d'où naissent les rapports moraux qui leurs sont communs avec l'homme. Sauvages qui exécuta le premier le plan d'une nosographie générale, dont Baglivi et Sydenham avaient posé les fondemens, s'occupa beaucoup des maladies des animaux.

On a divisé l'anatomie comparée en végétale (2) et en animale ; la première, constitue ,

---

(1) Hauchecorne , anatomie philosophique.

(2) L'anatomie physiologique des végétaux , enrichie par les travaux de Mirbel , de Duhamel , Hedwig ,

2

à proprement parler, la botanique, et la
seconde prend le nom de zoologie ou

Spallanzani, Camparetti, Medicus, Gœrtner, Daubenton,
Desfontaines , Sennebier, de Saussure (1) , Jurine,
B. Prévot, Malpighi, Martin , Draparnaud (2) , etc.,
peut jeter le plus grand jour sur celle des animaux , par
la comparaison que l'on en a faite avec tout ce que l'on
a occasion de considérer dans le système physique des
corps animés... Même principe de vie, mêmes facultés ,
mêmes fonctions , mêmes maladies , mêmes mœurs (3) et

(1) Voy. Journal de physique , tom. LVIII.

(2) « M. Draparnaud ne parlait pas , ainsi que tant de physiologistes,
» sur la foi d'autrui , et sur de trompeuses autorités. Il avait comparé
» les faits produits par Hales , Bonnet, Linnæus , Guettard, Grew ,
» Sennebier , Lamarck , Desfontaines , Humbold , Hedwig et tant
» d'autres naturalistes , qui, parmi leurs titres à la renommée ,
» pouvaient compter celui de n'avoir pas usurpé leur nom ». *Éloge
de M. Draparnaud, par le Professeur Baumes , pag.* 28.

L'amitié, le zèle et les soins qu'il mit à applanir les difficultés
et à semer des fleurs dans une carrière où le commençant ne ren-
contre que des épines , rappellent à mon cœur des sentimens si
doux, que je saisis avec empressement l'occasion de rendre hommage publiquement à ce savant distingué, l'honneur de cette science
qu'il cultivait avec tant de succès.

(3) Voy. Discours sur la vie et les mœurs des plantes par
Draparnaud.

zootomie , quoique ces mots s'appliquent également à l'homme.

---

même analyse chimique. Les parties soit solides , soit fluides des animaux sont composées d'oxigène , d'azote , de carbone , de soufre , de chaux , de fer , de quelques matières salines , de magnésie et de soude ; une prédominance relative de carbone distingue l'organisation des végétaux , celle des animaux est séparée de celle des précédens par une augmentation d'hydrogène , d'azote sur-tout, de soufre , de phosphore et notamment phosphate de plusieurs bases.

Voy. les fondemens de la science méthodique de l'homme par le Professeur Baumes pag. 59 ; ils sont basés sur l'observation , l'expérience et l'analyse ; les rapprochemens ingénieux , les analogies , les inductions et les idées neuves dont son ouvrage est rempli , le rendront à jamais célèbre et instructif. Ceux qui le liront , reconnaîtront sans peine la touche délicate de celui qui , toujours infatigable et brûlant de zèle pour les progrès de la Médecine et l'instruction de ses Élèves , est reconnu dans toute l'Europe savante par ses ouvrages nombreux, marqués au coin du génie et couronnés dans la plupart des Académies , comme l'un des premiers Médecins français.

Toutes les deux donnent des moyens de perfectionnement à la médecine ; et descendant
l'une après l'autre tous les échelons de l'or-
ganisme , poursuivant la vie jusque dans
les êtres où elle semble se dérober à nos
regards , elles nous font mieux connaître
les fonctions d'où résulte notre existence,
et par suite même, mieux juger les maladies
qui peuvent la troubler ; aussi le médecin
qui aurait fait une étude approfondie de l'anatomie et de la physiologie comparées des
plantes et des animaux avec l'homme ,
pourrait facilement former une pathologie
générale des êtres vivans ; Aiggaleng (1)
convaincu de cette vérité, persuadé que la
médecine est une, et que ses principes, une
fois posés , sont très-faciles à appliquer aux
circonstances et aux espèces différentes ,
voulant donc contribuer à l'exécution d'une

______

(1) Aperçu général sur la perfectibilité de la médecine
vétérinaire et sur ses rapports avec la médecine humaine.

partie d'un si vaste projet, il cherche dans les maladies des animaux domestiques, celles dont le caractère les assimilent à des affections pathologiques analogues et communes dans l'homme. Son plan, exécuté avec autant ds génie que de philosophie, paraît fondé sur l'expérience et sur l'observation, et mérite, sous ce double rapport, d'être médité par tous les médecins.

Les animaux et les hommes éprouvent tous les jours des heureux effets de la médecine vétérinaire : des épizooties, sans cesse renaissantes, auxquelles une routine aveugle n'opposait que des secours impuissans, ravageaient autrefois des contrées immenses, et ruinaient les cultivateurs : aujourd'hui, on les arrête dans leur origine : d'après les travaux de Bourgelat (1) et la découverte

---

(1) On lira aussi avec avantage les ouvrages de Chabert et de Huzard.

de Jenner, savans, qu'on peut regarder, l'un, comme l'Hippocrate de la médecine vétérinaire, et l'autre, le restaurateur du genre humain; les hommes et les animaux n'auront plus à craindre les plus affreux des fléaux (1).

Dans les fastes de *l'anatomie comparée*, aujourd'hui si éclatante, sont inscrits les noms de Ferren, Petit, Linné, Buffon, Vicq-d'Azyr, Daubenton, de Lacepede, Cuvier, Duméril; et l'on peut dire d'eux que, passant de la plante au zoophite, et s'élevant du polype jusqu'à nous, ils ont déroulé cet immense tableau de la nature sur lequel elle a gravé les droits de l'homme.

Les travaux de l'anatomie humaine et de l'anatomie *comparée* se complètent et se renforcent réciproquement, pour le bien

----

(1) La vaccine est l'antidote spécifique de la variole, de la peste et de la clavelée

de la science, et pour le perfectionnement des études. Mais ceux-ci tiennent encore à la méditation des ouvrages des anatomistes de la nature, et des grands peintres des passions : Vésale, Linné, Lavater, Camper, après eux Sue (1), Virey (2) apprennent qu'il y a de nation à nation, pour les hommes, pour les animaux, pour les végétaux, des différences frappantes dans les formes ; que le crâne d'un *Hollandais*, par exemple, est plus arrondi en tout sens; que les os en sont plus larges, plus réguliers, qu'ils ont moins de courbure, et présentent en général une voûte moins plate par les côtés. c'est ainsi que les animaux et les végétaux des mêmes contrées, quoique tous du même genre, offrent des nuances

(1) Essai de physiognomonie des êtres vivans et organisés, par Sue, vol. I, pag. 7.

(2) Histoire naturelle du genre humain, tom. I, pag. 418 et 419.

remarquables dans leur couleur , leur volume , leur texture et la durée de leur vie (1).

On étudiera donc avec avantage l'art si attrayant des physionomies , dans les réflexions judicieuses de Galien , sur les effets des passions ; les recherches philosophiques de Descartes , l'excellent traité de Lebrun sur le même sujet ; l'ouvrage posthume de Diderot sur l'art de la peinture ; celui de la baronne de Staël, intitulé : *des influences des passions sur le bonheur des individus et des nations*, et celui de Lavater, Sue et Camper: on apprendra la science générale de la nature dans Linné ; dans Buffon et Virey, l'histoire naturelle des animaux : alors l'esprit, aggrandi par la science physiogno-monique et anatomique de tous les êtres

____

(1) Hufeland , art de prolonger la vie , Chap. 2 , 3 , 4 et 5.

vivans, trouvera peu d'obstacles en parcourant le vaste champ de la nature humaine.

Rien ne prouve plus en faveur de l'utilité de l'anatomie, que le soin attentif avec lequel les grands artistes de tous les temps ont cherché à s'en instruire : la sculpture doit ses succès au scalpel de l'anatomiste : n'est-ce pas aux leçons des Vésale, des Vieussens, des Cowper, des Méchel, des Haller que la peinture doit ses ouvrages les plus parfaits? N'est-ce pas en descendant dans les amphithéâtres, en s'engageant dans le dédale obscur de l'économie animale, que les Raphaël, Michel-Ange, Jules Romani, les Carraches, Le Dominiquin, Lebrun, Le Poussin, Le Sueur et tant d'autres grands hommes ont produit ces chef-d'œuvres, respectés par les temps, admirés par les hommes, et impérissables comme la nature qu'ils représentent.

Michel-Ange (1) était tellement persuadé de l'avantage de l'étude anatomique, pour réussir dans les arts d'imitation, qu'il avait formé le dessein de publier un traité complet des mouvemens musculaires : quelle perte pour les beaux-arts que ce projet n'ait pas été exécuté ! Qui pouvait, mieux que ce grand homme, donner aux artistes des leçons d'anatomie pittoresque, lui qui joignoit la théorie la plus lumineuse à la pratique la plus consommée ?

On voit beaucoup moins fidèlement la nature, lorsqu'on la voit sous le voile dont elle se couvre. Plus un peintre connaît l'anatomie,

---

(1) Sue, *loc. citato.*

Vitruve prétend que la diversité des ordres d'architecture a pris sa source dans les différences qui sont entre l'homme et la femme, et que les arts mécaniques ont pris leur origine dans le mécanisme du *corps humain.*

plus le voile est transparent pour lui. Son coup-d'œil savant saisit et interprète toutes les formes, et son pinceau les transporte, avec autant d'esprit que de vérité, dans ses compositions; il lui est donc essentiel d'étudier le corps humain, même dans un grand détail, il doit jeter un regard curieux et obser- vateur sur toutes les parties tant internes qu'externes, il doit porter le scalpel dans le dédale de cette machine admirable, parcourir, visiter, interroger toutes les routes, contracter, relâcher des muscles, confirmer par le sens du toucher toutes les figures, et connaître tout le méca- nisme extérieur et intérieur (1). En effet, comment transporter habilement, sur la toile, sur le marbre, sur le bronze, l'image fidèle du corps, si on méconnaît sa struc- ture et son mécanisme? Comment le crayon,

---

(1) On lira avec avantage le poëme de Watelet, sur la peinture.

le burin , le ciseau pourraient-ils exprimer avec vérité les traits vivans, de ce chef-d'œuvre mécanique , si l'artiste qui les dirige n'a visité et parcouru ses ressorts.

L'anatomie s'est encore offerte sous beaucoup d'autres points de vue. Hermès Trismégiste institua une anatomie qu'il nomma *pédagogique* , et qui faite pour les gymnases , avait pour but de faciliter les beaux développemens du corps : St. Augustin , Zacchias , Dérham ont écrit une anatomie dite sacrée ou théologique par laquelle ils croyaient pouvoir différencier les miracles des phénomènes naturels.

Enfin , le flambeau de l'anatomie n'a-t-il pas dirigé les premiers pas des Descartes , Mallebranche , Locke , Bonnet , Condillac et autres observateurs de la nature sensible et animée ?

Je terminerai ce que j'avais à dire sur

l'anatomie, par indiquer succinctement les moyens de perfectionner son étude.

Condillac (1) a prouvé qu'on peut perfectionner les sciences, en perfectionnant le langage, que les mots sont susceptibles d'analyse comme les idées, et que l'art de raisonner pourrait se réduire à une langue bien faite ; d'où il suit qu'une langue est d'autant plus propre à traiter des sciences, que sa construction se conforme mieux à la liaison naturelle de nos idées.

Mais toutes les langues ne possèdent pas cet avantage au même degré, les unes par la nature de leurs inversions se prêtent moins à rendre des idées exactes où l'esprit se complait, qu'à peindre des images capa-

______

(1) Nomenclature des muscles du corps humain, par le Professeur Dumas.

bles de toucher le cœur et d'émouvoir l'imagination : d'autres, dénuées d'inversions, suivent tellement la marche successive des idées, qu'elles ne s'en écartent jamais : d'autres enfin, réunissant, et les variétés des inversions, où la liaison des idées s'altère, et l'exactitude des constructions, où elle se conserve, sont à la fois vives et nettes ; elles peuvent servir également, et à frapper l'imagination, et à convaincre l'esprit : la langue latine porte le premier de ces caractères ; elle est plutôt faite pour l'éloquence et les arts, que pour la discussion et les sciences ; les langues espagnole et italienne nous offrent le même avantage.

Le second caractère appartient à la langue française, elle le doit à cette construction directe ou à cet arrangement naturel de mots, qui suit l'ordre de la pensée : delà vient qu'elle est la plus convenable aux sciences, et qu'elle se plie plus facilement

à l'exactitude et à la netteté du raisonne-
ment et de l'analyse: la langue grecque (1)
participe de ces deux qualités, elle a ses
inversions et ses tournures, qui peuvent
s'accommoder aux images; elle a un fond de
régularité et d'exactitude qui rend ses constructions propres à l'analyse des idées ;
voilà pourquoi elle peut devenir tour-à-
tour le langage des arts et celui des sciences;
aussi fut-elle la source de la philosophie,

---

(1) Aussi riche qu'harmonieuse, elle se multiplie,
pour ainsi dire, à l'infini par le grand nombre de
ses mots, la variété de ses inflexions, ses idiòmes
ou dialectes différens. La langue grecque, a dit le
savant Lascaris, est aux sciences et aux arts ce que
la lumière est aux couleurs, et paraît avoir été formée
moins par le besoin de la convention, que par la
nature elle-même. Homère, dans ses écrits, lui a fixé
des règles immuables, et la fait déclarer la reine des
langues (1)

   (1) *Graiis ingenium graiis dedit ore rotundo,*
    Musæ loqui....... Horat.

des mathématiques , de la médecine , de l'éloquence et de la poësie , etc.

On doit donc conclure , avec Condillac, qu'une langue devient plus applicable aux sciences, à proportion qu'elle répond mieux à la nature ainsi qu'à l'ordre de nos idées, et que l'objet de toute réforme à faire dans le langage d'une science , doit être de lier les mots aux choses , en leur attachant l'empreinte des idées que nous avons conçues.

Dans les sciences physiques , attacher des images à chaque terme , enchaîner , pour ainsi dire , la mémoire à la nomenclature , exprimer beaucoup d'objets par un petit nombre de termes , voilà la perfection du langage. . . . . . .

C'est sur la théorie de la perfection du langage que les mathématiques , la géomètrie , l'astronomie , le mécanique , l'opti-

que, la botanique, la zoologie, la météo-
réologie, la chimie, la minéralogie, etc.
se sont élevées au point de perfection, où
elles se montrent aujourd'hui.

Mais il faut l'avouer, le langage anatomique est bien loin de cette perfection:
né dans chaque siècle, à mesure que les
organes ont été connus, il a emprunté
dans chacun un caractère particulier ; nul
ensemble de principe, diversité de sources
dans les mots, insignifiance dans la plupart,
erreur ou puérilité dans les images, qui
sont empruntées, ou de choses différentes du
corps humain, ou des sciences étrangères
à celles qui s'en occupent (1), synonymie
dégoutante, dureté dans leur expression,
difficulté à les retenir, etc. tel est la langue
anatomique.

Les anciens, privés de cadavres humains,

---

(1) Dumas, nomenclature des muscles. Chap. III.

pour leurs dénominations , cherchaient
par le nom des parties à en faire conce-
voir l'image à leurs auditeurs ; les compa-
raisons étaient les sources toujours faciles,
mais rarement heureuses de leurs dénominations : un système de nomenclature
naquit, quand on put étudier la nature sur
elle-même. Alors on vit tous les Anatomistes célèbres consacrer , par leurs noms,
leurs moindres découvertes : la renommée
inscrivit sur l'os pierreux , mieux que sur
un marbre, que le temps use , le nom de
Fallope , de Glaser , de Ferren , de Casse-
rius, etc. Mais ces noms ne nous rappellent
que l'historique de la science , et rien de
la science elle-même ne nous est retracé
par eux.

Les considérations de grandeur, de figure,
de direction, etc. n'ont pas fourni à la
nomenclature de plus solides bases ; sans
objet comparatif, les mots grand, petit et

droit ne présentent à l'esprit qu'une abstraction et jamais une image (1).

Ce n'est qu'au commencement de ce siècle que quelques Anatomistes aperçurent les vices des termes qu'ils employaient, mais tous les respectèrent par préjugé, et aucun n'osa tenter la correction et la réforme qu'ils jugeaient nécessaires. Morgagni, Douglass, Albinus se plaignirent souvent de l'inconstance et de la variété des mots qui peuvent successivement réveiller différentes idées dans l'esprit, et nous ouvrir une source intarrissable d'erreurs. Winslow n'avait point ignoré ces inconvéniens sur-tout par rapport au nom des muscles, et il semble avoir jugé que ceux tirés des attaches seraient les plus instructifs et les mieux assortis (2).

---

(1) Traité d'anatomie descriptive par Bichat.

(2) Voy. Winslow, exposition anatomique de la structure du corps humain. P. 164, in-4.°

Lieutaud, convaincu des vices de l'ancienne nomenclature, l'a suivie pour éviter, dit-il, la confusion qui naîtrait d'un langage nouveau. Vicq-d'Azyr reconnut, et fit connaître combien la langue anatomique était vicieuse ; il proposa d'en créer une nouvelle, d'après des principes mieux raisonnés (1), et il l'exécuta pour quelques parties. Ce travail intéressant fut continué et perfectionné par les Professeurs Chaussier (2), Dumas (3), Duméril et Girard.

Dans l'étude de l'anatomie, on ne doit pas

---

(1) Vicq-d'Azyr, trait. d'anat, et physiol. second discours.

(2) Exposition des muscles du corps humain, suivant la classification et nomenclature méthodiques, adoptée aux Cours publics d'anatomie de Dijon, et aujourd'hui à ceux de Paris.

(3) Système méthodique de nomenclature et de classification des muscles du corps humain.

se borner à imaginer des dénominations exactes, et à bien désigner les parties qu'on veut décrire ; il faut encore classer les nombreux matériaux de cette étude, établir entre eux les divisions, dont ils paraissent anatomiquement susceptibles, et les ranger dans un ordre fondé sur les principes de la science, à laquelle ils appartiennent ; il n'y a point de science sans méthode, et toute méthode suppose l'arrangement et la classification, au moins arbitraire, de nos idées ; le langage des sciences ne se perfectionne que lorsqu'elles sont parvenues à un système d'arrangement plus parfait.

La division générale du corps humain, la classification méthodique des parties qui le composent, sont donc les deux moyens qui doivent nous conduire à la description fidèle de chacune. Les anciens avaient négligé, ou pleinement ignoré l'une et l'autre ; nous devons au Professeur Bichat la meilleure division anatomique, fondée sur les appareils de la vie , qu'il divise en *animale ,* *organique* et *reproductive* ; elle ne laisse rien à desirer à celui qui sait soulever le voile de la nature, et aborder de bonne heure des vérités utiles. On trouvera , dans la nomenclature lumineuse des Professeurs Chaussier et Dumas , les moyens de reculer les limites, et de perfectionner l'exactitude des études anatomiques.

Au choix d'une bonne méthode en anatomie, il faut joindre le choix du sujet sur lequel on étudie. L'époque de ses grandes découvertes date, ainsi que nous l'avons vu, du moment où on put étudier l'homme sur lui-même ; mais bientôt on se lassa de lire dans le livre de la nature , l'image fut substituée à la réalité, et les planches devinrent pour l'anatomiste le moyen principal de connaître la structure animale, moyen illusoire, mais qui trouve encore, malheureusement, beaucoup de partisans. Les planches ne nous offrent les objets que sous un point de vue ; d'ailleurs pour tout voir dans une planche, il faut un œil exercé au dessin, comme pour tout entendre dans le chant, il faut une oreille exercée à la musique (1).

Les figures en cire ont un très-grand avantage sur les planches, et elles portent jusqu'à l'illusion, l'expression des formes extérieures : au premier coup-d'œil, certains cabinets anatomiques paraissent le temple de la nature ; mais le prestige s'évanouit sous la main qui touche l'objet.

En anatomie nos sensations doivent naître autant du toucher que de la vue ; or, dans les pièces en cire tout est pour la seconde, et rien pour le premier : ces moyens d'instruction ne sont bons que pour flatter la curiosité, inutiles à celui qui sait, et souvent nuisibles à celui qui ne sait pas.

---

(1) Bichat, anatomie descriptive.

Je le répète, c'est dans les corps organisés qu'il faut étudier l'organisation , ici
l'inspection est tout , ainsi que dans la
plupart des sciences physiques : il faut voir
la nature et non pas l'apprendre ; les images
ne sont durables qu'autant qu'elles sont
répétées ; la première fuit, la seconde est
confuse , et souvent la troisième n'est pas
distincte. Les sens doivent nous instruire.
Bichat compare les livres en anatomie , à
ces verres qui , placés entre l'œil et les
objets , les diminuent ou les grossissent,
les embellissent ou les défigurent, et rarement nous les présentent tels qu'ils sont
dans la nature.

Disséquer en anatomie , faire des expé-
riences en physiologie , suivre les malades
et ouvrir les cadavres en médecine : telle
est la triple voie sans laquelle il ne peut
y avoir d'anatomiste , de physiologiste et
de médecin ; donc il est impossible d'être

ce dernier , sans connaître l'anatomie physiologique et l'anatomie pathologique.

Outre ces moyens généraux de perfectionnement dans l'étude de l'anatomie , il
est encore six procédés principaux qu'on
peut classer sous les titres suivans.

La dissection , l'injection , la macération ,
la conservation et la disposition des diverses
parties organiques.

Pour me restreindre dans les bornes d'une
Dissertation , j'indiquerai à ce sujet celle
de M. Duméril (ı); elle offre des idées neuves
sur ces divers points , et mérite , sous
tous les rapports , d'être lue et méditée
par tous ceux qui se livreront à l'étude
de l'anatomie.

(ı) Moyens de perfectionner et d'étendre l'art de
l'anatomiste.

F I N.